DES MALADES

D'UNE GRANDE SENSIBILITÉ NERVEUSE,

QUI ÉPROUVENT DURANT LE SOMMEIL

LE

SOMNAMBULISME AIGU,

SOUVENT MORTEL,

Aussi bien que l'Incube, que la Médecine déclare tel ;

PAR JEAN-BAPTISTE VALETTE,

Fondateur des Bains à domicile et de la diminution du prix de ceux sur place, Auteur de la Marmite de guerre faisant la soupe, cuisant la viande chemin faisant, Membre de l'Académie de l'Industrie agricole.

PRIX : 1 FR.

CHEZ L'AUTEUR, RUE DE BONDY, N. 66.

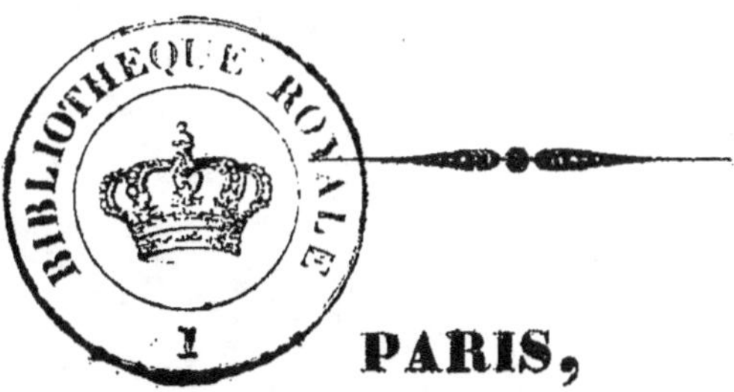

PARIS,

IMPRIMERIE DE POLLET, SOUPE ET GUILLOIS,

RUE SAINT-DENIS, 380.

—

1838.

INTRODUCTION.

L'Incube ou le Cauchemar, déclaré mortel par la science médicale, a entraîné au tombeau beaucoup de malades sans qu'on ait prévenu ces sinistres effets, par la raison qu'on ignorait toutes les causes de sa production et de sa neutralisation. L'auteur de ce petit écrit croit devoir les indiquer sous le titre de Somnanbulisme aigu substitué à celui de Cauchemar. Il a ajouté les moyens de reconnaître sa présence dans celui qui en est atteint, et de l'éloigner pour prévenir ces sortes de morts imprévues durant de longues maladies ou à la suite des convalescences. S'assurer de la vérité de ces moyens, les mettre en pratique à l'avenir, conservera aux familles, à la société, des êtres précieux, et à l'auteur une jouissance bien précieuse, celle d'avoir servi l'humanité.

DES MALADES

D'UNE GRANDE SENSIBILITÉ NERVEUSE,

QUI ÉPROUVENT DURANT LE SOMMEIL

LE SOMNAMBULISME AIGU,

SOUVENT MORTEL,

AUSSI BIEN QUE L'INCUBE, QUE LA MÉDECINE DÉCLARE TEL.

Si chacun est moralement obligé d'apporter à l'hygiène publique ce qu'il a observé, ce qu'il croit avoir découvert et expérimenté dans l'intérêt d'un malade sujet à éprouver le cauchemar, comme dans celui de fortifier la santé des enfans, l'auteur sera probablement reçu à soumettre des observations philantropiques faites sur des malades atteints de cette espèce d'agent indéfini, qui, à l'insu du médecin dont il se joue à son gré, enlève celui que la nature s'était plu à former pour une longue vie, et qui, d'ailleurs, en atténuant la santé de l'individu bien portant, lui inculque la mauvaise humeur et l'inégalité du caractère, particulièrement dans le sexe féminin.

Il est quelques malades destinés à la guérison, quelques convalescens que les médecins ont jugés hors de danger, qui meurent subitement sans qu'on ait pu jusqu'à ce jour expliquer les causes de ces sortes de mort; ces cas imprévus, abandonnés, et pourtant importans à vérifier, ont été jusqu'à ce jour négligés. L'auteur s'est livré à cet examen et a cru reconnaître que ces causes avaient été causées par le cauchemar; le lecteur, s'il n'y est sujet lui-même, peut s'en convaincre par similitude en interrogeant un individu qui l'éprouve. Cet individu lui dira les souffrances qu'il en a éprouvées en état de santé, souffrances desquelles il ne pouvait se dégager malgré la plus énergique volonté; et alors le lecteur jugera si le

malade peut y résister ; il apprendra par le Dictionnaire des Sciences
médicales, article *Incube*, synonyme de cauchemar, que cette maladie
est mortelle ; et enfin, n'ayant plus aucun doute sur le besoin de
pourvoir à ce vide de la connaissance des causes d'une mort inconnue, il examinera les moyens de l'auteur pour la prévenir.

Depuis Hippocrate jusqu'à nos jours, rien n'est indiqué pour reconnaître cet incube, rien n'est enseigné pour en paralyser les effets,
pour le prévenir. La médecine recommande seulement une bonne
hygiène.

CAUSES RECONNUES PAR LA SCIENCE,

APPLICABLES A L'INCUBE,

*Auxquelles l'Auteur en a ajouté d'autres d'une existence
palpable.*

Affections nerveuses : Elles sont la base et de l'incube et d'un autre
genre de visions *nocturnes d'un retour fréquent.*

*La pléthore, les dispositions gastriles, les maladies nerveuses,
une vie trop sédentaire, la nourriture de mets trop succulens, le
coucher sur le dos, trop de couvertures, le souffle du vent du midi,
la suppression d'une évacuation sanguine habituelle, la perte d'ap-
pétit, son excès, les esprits faibles qui sont frappés par certaines
conversations, certaines lectures, le passage d'une vie active à une
vie trop sédentaire, les travaux du cabinet, de longues méditations,
qui abusent du narcotique, des plaisirs de l'amour, et qui s'en
privent après en avoir longtemps joui.*

Ces causes ont produit, d'après Salimaque, de la secte d'Hippocrate,
le cauchemar qui a régné, dit-il, épidémiquement à Rome, et s'est
terminé par la mort.

Sauvage croit que ce cauchemar est une hydropisie de la tête.

Bonet donne le conseil à un client sujet à éprouver le cauchemar
de coucher avec son domestique, en le chargeant de le changer de
position lorsque celui-ci s'apercevrait de la moindre plainte des
visions.

Le docteur Laurent, chirurgien major du 1er bataillon du régiment
de Latour-d'Auvergne, en garnison à Paluri, en Calabre, se rendit en
toute hâte à Tropea, en juin. On lui assigna un couvent abandonné
où la moitié du régiment ne pouvait loger : forcé fut d'y coucher

habillé. A minuit, des cris épouvantables se firent entendre dans tous les coins de la caserne, et tous les soldats épouvantés se mirent à fuir. Les habitans en avaient prévenu, et nous en avions ri. Les vieux soldats disaient avoir vu, en avant de leur sommeil, un gros chien venir se placer sur leur poitrine et les étouffer. Rassurés la deuxième nuit par la présence des officiers, les soldats se couchèrent. Livrés au sommeil, lorsque vers une heure du matin, dans toutes les chambres à la fois, les mêmes cris se renouvelèrent, et tous les soldats sortirent de la caserne ; les officiers étaient debout, bien éveillés, et ne virent rien.

Voilà un phénomène rangé par la médecine au rang de l'incube ou cauchemar, sans indication de cause et sans moyen de le prévenir.

Cette analyse a paru nécessaire pour constater que rien n'a été prévu par la médecine pour prévenir la mort de ceux des malades qui, atteints dans leur lit de souffrance, ont éprouvé cette double maladie : le cauchemar ; mais la raison en est dans la spontanéité des visions effrayantes, dans l'impossibilité de celui qui les éprouve de demander du secours, et de ce que lorsqu'il en est dégagé, le secours lui devient inutile.

Il est encore nécessaire de faire connaître au lecteur que le cauchemar reconnu par la médecine n'arrive qu'une fois ou deux à chaque individu, tandis que celui dont est ici question peut se reproduire des milliers de fois en état de santé ; que dans cet état la nature est répulsive du mal et elle s'en dégage ; que le but est de désigner son influence mortelle en état de maladie.

Pour parvenir à la faveur d'être compris dans la description d'une autre espèce de cauchemar qui fait l'objet de cet écrit, l'auteur a classé l'espèce qu'il distingue de l'incube ou cauchemar sous le nom de somnambulisme aigu, toutes les visions effrayantes que les personnes nerveuses éprouvent durant leur sommeil, et l'on se refusera d'autant moins à cette désignation, qu'il existe trois autres espèces de somnambulisme : le parlant, l'agissant et l'animal, qui communique avec un individu d'une même sensibilité nerveuse.

Le somnambulisme aigu apparaît d'abord en songe chez quelques personnes ; c'est le ressassement de leurs actions, de leur vie, des choses qu'elles ont vues, désirées, imaginées, défendues ou approuvées ; chez d'autres, ces visions apparaissent spontanément. S'il n'y a jamais que des rêves, ou accidentellement que des visions peu effrayantes, soit qu'on soit couché sur le dos ou sur le côté gauche, ou par trop de plénitude, même faute d'évacuation sanguine habituelle, ce n'est pas du somnambulisme aigu, et ces personnes durant leurs maladies n'ont rien à craindre de ces funestes effets.

Mais si les rêves ont été suivis de visions pénibles ou si elles sont survenues spontanément, si le sentiment du péril est de mille genres nutiles à détailler, il est sujet au somnambulisme, et en cas de maladie ou de convalescence, il faut veiller à ce qu'il n'en soit pas atteint.

Le somnambule de ce genre, en faisant exception des causes spécifiées par la médecine et qui donnent lieu accidentellement à deux degrés : le premier a lieu par l'immobilité, le second par le fluide électrique. S'il s'empare de l'individu par l'immobilité, il procure d'abord les rêves qui sont suivis de visions nocturnes ; si c'est par le fluide, l'invasion est subite ; éveillé, cet agent présente à sa vue des fantômes, et dans le sommeil des souffrances. Il y a donc entre l'espèce incube qui ne paraît qu'une fois ou deux dans la vie, et le somnambulisme aigu paraissant par l'immobilité et la présence du fluide, une distinction énorme, toute faite par ce qu'on éprouve et qu'éprouvent chaque jour les personnes d'une grande sensibilité nerveuse ; que pour l'incube on attache une grande importance à prévenir les suppressions sanguines et autres désignées par la science, on satisfera à de justes exigences ; mais on n'oubliera pas non plus d'éloigner les agens constitutifs du somnambule aigu qui prend sa source dans la peur.

La peur glace les sens ; dans les momens où elle s'empare d'un individu, la syncope peut devenir funeste à celui qui est très impressionnable : la peur diminue la fréquence des mouvemens du cœur. En état de santé, il participe aux excitations diverses que reçoivent nos organes, les battemens sont plus ou moins fréquens et réguliers, tandis que pendant le sommeil, au contraire, ils ont un caractère d'uniformité qui coïncide avec le calme de nos sens, fermés à toutes les impressions extérieures ; mais le fait des impressions malignes que procure le somnambulisme aigu, peut se terminer par la mort en état de sommeil, si déjà on est affaibli par une maladie. Ce motif seul est assez concluant pour croire à des morts imprévues de malades atteints du genre du somnambulisme dont il est ici question, morts qui sont restées ignorées. Il faudrait à l'avenir constater l'état nerveux des personnes dont les maladies les forcent de tenir le lit, avec un bulletin journalier des progrès de guérison : on pourrait, si la mort arrivait alors, résoudre la probabilité du nombre de ceux que les visions et leurs souffrances entraînent au tombeau, ce qui mettrait à même d'aviser aux moyens de prévenir de pareils accidens.

Si l'on cherche à pénétrer le secret de cette sensibilité, on trouve que la matière nerveuse est de deux espèces : les globules isolés et les fibres; les uns cylindriques en fibres noueuses qui proviennent du sang, président à la sensation en diminuant les mouvemens du cœur (ainsi désigné par l'académie). Cette espèce de distinction ajoute, corrobore le sentiment de la peur, l'un des élémens du somnambulisme aigu. Si l'on ajoute que cette peur a différentes sources qui la font naître, on ne rejettera pas le fait des souffrances de la position, où le sang circule moins facilement par immobilité, et l'effet du fluide électrique.

Toute la nature éveillée éprouve, lors des changemens de vents toute l'année, mais particulièrement en été et en automne, le malaise que lui procure ce fluide sortant de la terre : avant d'arriver dans l'espace pour former le tonnerre, il passe à travers le corps humain comme la lumière à travers le verre. Les personnes nerveuses se sentent des tiraillemens, des maux de tête ; en marche, des étouffemens et des difficultés dans l'exercice de cette fonction. Durant le sommeil, l'immobilité, la commotion qu'en éprouvent les nerfs, brisent la vie ordinaire, et le mal porte l'esprit au surnaturel. Les Romains attribuaient ces mêmes effets aux Faunes, le peuple des campagnes à des esprits malins. Si j'étais général faisant la guerre, j'aurais un excellent instrument indiquant la densité de ce fluide ; au moment de nuit je ferais attaquer le camp ennemi, et atteint par le fluide, une partie communiquerait à la totalité la peur et il serait à moitié vaincu. Saint Antoine, avec lequel ce fluide avait beaucoup d'affinité, s'adressait à Dieu en ces termes :

> Grand Dieu ! du haut des cieux
> Vois ma disgrâce,
> Et par ta grâce
> Fais que je chasse l'enfer de ces lieux !

C'était à son réveil, après les souffrances, qu'il évoquait le secours de Dieu ; il eût été fou s'il n'avait été troublé par le fluide électrique, comme la pensée d'attaquer l'ennemi de nuit serait extravagante, si elle n'avait pour cause de saisir la situation des hommes impressionnés de la peur. Cette pensée est d'ailleurs prise dans un fait militaire. Deux camps ennemis étaient formés de chevaliers de l'ancien régime ; celui qui fut toujours vainqueur fut surpris de nuit, il prit la fuite, épouvanté. C'était, à n'en pas douter, parce que la bravoure était paralysée par le fluide électrique qui régnait alors; que ce qui ne s'expliquait point alors s'explique aujourd'hui et fait application à l'existence du somnambule aigu.

Alors on croyait que le tonnerre formé de ce fluide n'existait que par la volonté de Dieu; Francklin était dans le néant; cet instrument avec lequel on opère une commotion électrique à une grande quantité d'individus se tenant par la main et formant chaîne, n'existait pas; mais depuis que la commotion que donne cette machine a été sentie, que les nerfs en sont ébranlés, qu'on sait que la vie ne résisterait pas quelques secondes au prolongement de cette commotion du fluide concentré, il est impossible de ne pas l'admettre comme agent principal dans le rôle qu'il joue durant le sommeil, quoique en très petite partie, surtout quand il atteint le malade immobile.

Le temps n'est pas éloigné où la chimie fera connaître l'affinité que ce même fluide peut avoir avec le sang; toujours est-il que son mode d'action ne peut être nié, par la raison que le plus grand nombre reconnaît ces visions, donc qu'elles ne sont plus inexplicables, et les moyens de les rendre plus supportables ne peuvent être traités d'hypothétiques.

Que la médecine ait flétri par son arrêt les pressentimens et les révélations de Mme Krudener et de Mlle Lenormand, cela est bien irrévocablement; mais elle admettra d'ajouter à la nomenclature des causes constitutives de l'incube, les deux causes que l'auteur vient d'ajouter, ainsi que le titre de somnambulisme aigu à une maladie régulière chez beaucoup de personnes d'une grande sensibilité nerveuse qui leur procure *l'immobilité* et *le fluide électrique*. Il est même nécessaire de distinguer ce genre du premier, appelé incube, en ce que celui-ci ne paraît qu'une ou deux fois dans la vie, qu'il est mortel, que s'il est répété plusieurs fois il est l'avant-coureur ou le présage de l'apoplexie, et qu'il est nécessaire de rassurer ceux sujets au somnambulisme aigu, qu'il peut apparaître des milliers de fois sans danger pour la vie ni présage d'apoplexie, qu'il n'est dangereux que par complication avec une autre maladie. On peut tranquilliser ceux qui liraient dans les livres de médecine le contraire par confusion de l'incube cauchemar avec le somnambulisme aigu; l'auteur en est la preuve vivante: il a acquis 75 ans et n'a cessé d'éprouver des visions affreuses par l'immobilité et lors de la présence du fluide; des milliers de personnes de la même organisation attesteront ce fait par leur âge avancé.

Né d'une mère à la fois forte et d'une grande sensibilité nerveuse, elle était en état de santé très impressionnable au fluide électrique ; elle me transmit son existence avec les inconvéniens de la sienne. A l'âge de 3 à 4 ans, couché près de son lit, elle entendait mes petites plaintes durant mon sommeil ; éveillé, elle me demandait ce que j'avais éprouvé : je répondais qu'un petit insecte était entré par l'ouverture de la clé de la serrure, s'était métamorphosé en un gros quadrupède, qu'il s'était placé sur ma poitrine, et qu'il ne faisait que de s'en aller. Ces visions de quadrupède reparurent plusieurs fois jusqu'à l'âge de 10 à 12 ans. La vue du sang m'occasionnait des spasmes. Conduit à l'église, agenouillé et stagnant, l'immobilité amenait ces spasmes, qui firent renoncer la mère à y conduire son fils. Plus tard, j'appris que Francklin dirigeait le tonnerre, et qu'une machine recueillait ce fluide électrique, le dirigeait ; que cet agent inaperçu donnait une commotion violente aux personnes très nerveuses ; je me doutai qu'il pouvait être la cause de mes visions nocturnes, et j'eus l'occasion de me confirmer dans cette pensée. Ma mère éprouva une maladie que le médecin jugea dangereuse ; je veillais sur elle la nuit : durant son sommeil, je fixais les traits de son visage, je la laissais reposer pendant l'immobilité, mais lorsque je voyais des mouvemens dans ses lèvres, tels que ceux qu'elle avait remarqués en moi dans les visions de mon sommeil, j'approchais alors la tête, l'oreille sur la sienne, sur la tempe, et lorsqu'à la difficulté de sa respiration, au bruissement de son intérieur, j'éprouvais la peine qu'elle endurait, je la réveillais, je la changeais de position ; la première parole de sa part était de me dire : *Mon ami, je te dois la vie, tu m'as tirée d'une peine mortelle.* Une seconde fois, durant cette maladie, je rendis le même service à ma mère, qui se rétablit et n'a quitté la vie qu'à soixante-dix-neuf ans.

Postérieurement placé à Condrieux dans une fonction publique, en vertu de lettres de bénéfice d'âge, j'eus occasion de faire sur un ami malade l'expérience que j'avais faite sur ma mère avec la même satisfaction. Venu à Paris après l'action et au moment de la réaction de la révolution, j'acquis la première filature anglaise existante aux écoles de droit, où j'eus occasion de connaître l'abbé Fouillouse, desservant l'Hôtel-Dieu. A chaque voyure et suivant que j'avais éprouvé la nuit précédente peu ou beaucoup l'effet du fluide, je lui disais : Vous avez eu quelques morts ou un plus grand nombre, la dernière nuit. Comment savez-vous cela ? me disait-il ; j'en juge parce que j'ai joui du repos cette même nuit en l'absence du fluide, et telle autre nuit sa présence m'a fait souffrir et a dû entraîner au tombeau les malades.

De ce que la commotion donnée par la machine électrique à un grand nombre d'individus se tenant par la main, était interrompue et s'arrêtait à un fil de soie tenu entre deux de ceux qui formaient cette chaîne, j'en concluais que cette matière étant sans affinité avec ce fluide; je l'éloignais de mon lit en me couvrant la nuit avec une couverture de soie. J'en fis usage, je m'en entourais à l'approche du fluide; il me semblait qu'elle en atténuait l'effet; mais elle ne m'en préserva pas entièrement; force fut de revenir au contact des deux têtes, de celui qui souffre et de celui qui veille dans les cas de maladie, par l'emploi du moyen de faire changer de position pour éloigner une seconde maladie, le somnambulisme aigu, qui affecte et détruit le physique de celui qui en est atteint, cause des morts imprévues et inexpliquées.

Ma conviction sur la cause de ces sortes de mort a pour fondement les faits ci-dessus rapportés. L'on peut facilement vérifier sur des personnes en santé sujettes au somnambulisme aigu, si les moyens que j'ai employés pour reconnaître sa présence sont vrais ou faux, mieux encore sur un malade; demandez s'il en a souffert pendant sa vie, il vous dira que oui; qu'il avait désiré dans l'état de santé qu'on fût venu l'en dégager, et qu'en état de maladie il lui est resté, après l'avoir essuyé, les plus sinistres craintes sur sa vie; il ne faut qu'une tierce personne pour s'assurer du fait. Supposez que ce somnambule malade atteint et souffrant ait été changé de position, la fatale influence morale aura été neutralisée. Beaucoup dans la même situation, réveillés, survivront, aidés par la nature et les secours de la médecine.

Lorsque dans les hôpitaux militaires les chirurgiens ont prévenu les blessés qu'il y aura amputations le lendemain, ceux qui dans le sommeil auront été atteints du somnambulisme aigu succomberont à l'opération, tant le mal moral influe sur le physique. M. le baron Percy, chirurgien de la grande armée, jugeait d'avance ceux qui survivraient et ceux qui périraient; il attribuait à la crainte de ces derniers le sort qu'ils éprouvaient, et convenait de cette autre influence des visions du sommeil qui imprimait cette crainte.

Comment ces visions si funestes aux malades pourraient-elles laisser des doutes de leurs sinistres effets par ceux qui peuvent s'en pénétrer, et surtout se refuser de croire à la réalité des moyens de reconnaître ces souffrances et de les éloigner, en leur rappelant par analogie cette autre influence que l'on éprouve dans la vie en passant dans les champs, même dans une rue déserte à une heure indue, d'un sentiment de crainte ou de tranquillité par les pas qu'on entend de loin? Il y a dans cette communication une émanation plus indéfinissable que dans celle que procure le contact de deux individus dont l'un est souffrant; celui qui veille reçoit la même émanation à laquelle il ajoute un jugement certain : le sens de l'ouïe qui ne trompe jamais; les émanations du bien ou du mal sortant des pores de l'un et s'imprimant dans les pores d'un autre sont abandonnées. La conduite des humains se règle sur ce qu'ils ont appris ou entendu dire et reçu et jamais sur l'instinct. Pourtant le plaideur fondé au fond dans sa demande, reçoit des craintes du jugement qu'il attend, que la forme lui fait perdre; l'emprunteur, le solliciteur reçoivent l'émanation : l'emprunteur le refus d'obliger, et le solliciteur que l'emploi est donné ou promis à un autre. C'est cet instinct, plus exact mais de même nature, que le chien d'arrêt reçoit l'émanation des vols de perdrix et autres gibiers s'élevant dans l'espace et qu'ils ont laissés sur leur passage à une grande élévation de la terre; aussi chasse-t-il le nez en l'air, émanation qui se condense, que le vent ne déplace que difficilement, que le chien suit et le fait arrêter sur le point où ce gibier s'est remisé, que le loup ressent et fuit le passage du limier, etc. etc.

Il est difficile de se refuser à admettre comme auxiliaire de la connaissance des souffrances chez le malade atteint du somnambulisme aigu, la vue et le contact. Un jour, j'ose l'espérer, le procédé que j'indique de le paralyser sera considéré providenciel réclamé par l'humanité, car le somnambulisme est à l'espèce humaine ce qu'est la plante parasite qui croît aux dépens de la plante utile qu'elle étouffe; on s'est attaché jusqu'à présent à l'extirper, à l'étouffer; il faudra en faire autant des visions attachées à notre espèce.

Ce n'est pas seulement aux malades qu'il faut porter secours et éloigner d'eux ce parasite attaché à la nature de beaucoup d'individus, c'est au sexe féminin, qui y est plus sujet, même à quelques vieillards. Je puis citer à cet égard divers services que mon épouse m'a rendus : lorsqu'elle s'apercevait d'un trouble dans mon repos, elle me réveillait, j'allongeais les membres lorsque j'avais été accroupi, j'aspirais beaucoup d'air, je jugeais que mes souffrances provenaient de l'immobilité ou du fluide électrique, et je la remerciais de m'avoir tiré de peine.

Si l'on est pénétré, pour l'avoir éprouvé, que l'immobilité est une première cause consécutive des visions, il ne reste qu'à en faire l'application aux enfans élevés dans l'ancienne méthode, leur emmaillo-

tage. Mis sur le dos, les bras et les jambes liés à ne pouvoir se remuer, cette immobilité forcée donne naissance à ces visions nocturnes,
le mal empire par la continuité de cet état, les fonctions se font mal,
le sang, les muscles perdent la force de leurs ressorts, la poitrine
reste faible et l'enfant qui grandit diminue dans son organisation
morale. Mères de tous les rangs, de toutes les conditions, supprimez
le maillot, faites-le supprimer à vos nourrices, faites faire des culottes
avec du linge sous le postérieur pour recevoir les excrémens et
pouvoir les changer. La nature a besoin d'avoir le mouvement libre,
elle en usera par la mobilité si nécessaire. Déjà la race se perfec-
tionne; l'affection des mères dépassera la recommandation, et si
l'enfant était d'une constitution nerveuse, l'immobilité et le fluide
électrique auraient un plus facile accès en vieillissant, c'est sur ceux-
ci qu'il s'agit de veiller; si, durant leur sommeil, ils font entendre
quelques petites plaintes, de les changer de position; aucune ne
manque de capacité; celle qui a donné le jour à un être ne l'aban-
donne pas à la providence, car la nature lui impose le devoir de
donner des soins à tous les instans de l'enfance. En éloignant ces sinistres visions, on prévient l'imbécillité et quelquefois la folie.

Les philosophes, les hommes de bien, ont ouvert la porte pour faire
entrer l'hygiène dans la conservation et le bien-être publics; je pro-
voque ici leur concours pour y faire admettre les moyens d'éloigner
les agens du somnambulisme aigu. Il est impossible qu'il reste des
aveugles ou des individus comme il y en a malheureusement, soumis
à la paresse, au préjugé, à la tradition de l'esprit de leurs pères et de
leurs ancêtres, qui ne croyaient devoir admettre que la providence,
seule capable d'agir dans la conservation ou la mort de leurs sem-
blables; il faut nécessairement qu'ils admettent sous le nom de cauchemar ou de somnambule une seule et même maladie attachée à
l'espèce humaine : maladie accidentelle de peu de durée, de laquelle,
en état de santé, *on ne peut se dégager* malgré *la plus énergique
volonté*, et qu'en état de maladie, l'épuisement des forces, le vide de
l'estomac, contribuent à la densité du mal en augmentant les chan-
ces de la mort.

Le mal n'est pas sans remède, c'est aux hygiénistes, aux sciences
physiques, de faire le reste sur ces indications; je puis en attendant,
si je suis invité à suivre mes observations, à les utiliser, faire des
élèves auxquels je ferais reconnaître sur ma personne les agens
constitutifs de ce mal; je donnerai à chacun un thermomètre de
M. Breguet fils, qui permet d'apprécier les faibles courans électriques; nantis de cet instrument, ils auraient sous les yeux l'annonce

de veiller sur le malade dès qu'ils s'apercevraient de l'abondance du fluide, et ils auraient l'ordre de tenir le malade presque assis sur son lit pour le tenir éveillé, et enfin d'être en mesure de le mouvoir s'il ne le pouvait lui-même ; d'observer les traits du visage s'il dormait, et d'employer le contact de l'oreille sur sa tête de temps à autre ; d'employer pour boisson quelques gouttes de sirop d'éther (4 à 5 gouttes) dans de l'eau. Ces personnes ainsi enseignées pourront exercer avec fruit ce genre de service.

Quant à ce que devrait faire le gouvernement à cet égard dans les hospices, j'ai une somme capitale de raisons pour me refuser à croire à sa coopération. Il est trop indifférent aux maux de ceux à la conservation desquels il est chargé de veiller (1).

Il n'est pas question ici des rêves procurés par ceux qui sommeillent sur le dos ou sur le côté gauche, il est question du somnambulisme procuré par l'immobilité, le fluide électrique, ajoutés à la position, à la chaleur excessive.

Quant à la cause de l'immobilité, il ne s'agit que de faire l'essai

---

(1) Durant les guerres de l'empire, deux cent mille blessés périrent durant leur transport faute de bouillon, suivant la déclaration de M. le baron Percy, chirurgien en chef de la grande armée. Sur sa demande, Valette fit une marmite de guerre sur un nouveau moyen de caléfaction. M. de la Neuville, sous-intendant militaire, en constata l'importance, et ensuite l'ayant fait parcourir au trot les boulevarts, la viande qu'elle contenait, arrivée à l'hôpital du Val-de-Grâce, fut trouvée cuite et le bouillon bon. Restait à substituer à l'inconvénient des oxides le moyen de pouvoir étamer, qui n'existait pas dans celle d'essai ; en conséquence, une dernière marmite fut faite comme elle était désirée.

Elle a été repoussée par un moyen de non-recevoir, malgré la recommandation de la Chambre des Députés de 1837.

Assez de mutilés aux invalides ; assez de jouissance pour l'auteur qui a créé ; elle vaut bien les peines et les 4 à 500 fr. de dépenses qu'il a faites.

Assez de machines anglaises à filer le coton, lors du rétablissement des écoles de droit à Paris, pour éloigner sans indemnité celles de Valette existantes dans les salles de ces écoles, et qui furent périr dans des greniers faute de temps pour les rétablir ailleurs.

Assez de couvertures de coton au garde-meuble actuel pour recevoir celles de soie faites en vertu d'un décret bannissant le coton du palais de Napoléon. La perte des matières de valeur de plus de 20,000 fr., sans service à d'autres usages, avait un prix dans le rapport de la Société d'encouragement, qui opéra l'admission de ces couvertures au garde-meuble.

de rester au lit bien éveillé pendant plus d'une heure sans se donner le moindre mouvement : si l'on éprouve des souffrances, des bâillemens insupportables, on jugera, en appliquant cette immobilité de plusieurs heures à l'individu en sommeil, si les visions n'en seraient pas le résultat.

Quant à la cause qui ajoute au mal l'effet du fluide électrique, toutes les personnes sujettes à ce somnambulisme vous diront qu'elles jouissent d'un repos parfait les nuits où la pluie tombe avec abondance ; la raison en est simple, l'eau sert de conducteur à ce fluide ; il s'élève dans l'espace, s'agglomère et forme le tonnerre, et par la même raison, l'espèce animale n'en éprouve aucun effet ; mais en l'absence de la pluie, ce fluide pressé près de terre par la colonne d'air atmosphérique se condense, et la sueur, le muqueux de la peau lui sert de conducteur pour le faire passer dans le corps de l'espèce humaine.

S'il existe une loi dans la nature qui établisse l'eau comme conductrice de ce fluide, il est plus que logique de l'appliquer à la sueur du corps, et c'est pour cela que la science médicale a indiqué pour cause de l'incube une trop grande chaleur procurée par la couverture et le vent du midi ; l'un et l'autre amènent la chaleur, la chaleur produit la sueur, et l'espèce humaine est électrisée. Un peu lui paraît nécessaire, l'excès seul, chez quelques individus, lui procure un malaise, et en état de sommeil des visions nocturnes.

La raie, le poisson plat et plusieurs autres, sont électriques, ce qui repousse l'approche de ceux qui en feraient leur proie, et la mer est le réservoir où ils s'en alimentent.

Est-il démontré que l'espèce animale n'a rien d'électrique, quand beaucoup de plantes en sont chargées ?

Un plus grand développement des effets du fluide électrique sur les malades serait sans doute nécessaire, et l'auteur s'y livrerait s'il n'était pénétré de l'assurance qu'il s'est fait comprendre particulièrement de ceux qui sont sujets au somnambulisme aigu. Ceux-ci verront que la médecine a dévié la vue du point où elle devait se porter, lorsque la mort d'un malade arrivait au moment où il entrait en convalescence. Ce petit écrit servira au moins de stimulant pour la recherche et l'application des moyens de prévenir à l'avenir de tels accidens.

Enfin sur les moyens de reconnaître la présence des peines morales et physiques de l'individu atteint du somnambulisme aigu, voici un fait d'une analogie frappante.

On a vu que le somnambulisme aigu, sous le nom de cauchemar, régna à Rome et se termina par la mort sans désignation de cause.

On a vu avec étonnement plus de mille soldats se levant à la fois effrayés d'un couvent abandonné où ils étaient couchés, à Tropea en Calabre. On a conçu que si ces militaires avaient été retenus au lit par maladie et dans l'impuissance de se dégager, ils auraient tous succombé.

Peut-on désigner une autre cause productive de ces deux faits que celle du fluide électrique? L'auteur ne le pense pas. Il l'explique à l'égard du bataillon de Latour-d'Auvergne. Le vieux couvent abandonné restant sans courant d'air, contenait beaucoup de fluide; l'air atmosphérique le pressait près du sol et le contenait. Couché, son effet s'imprimait dans l'espace qu'il occupait, soit sur le sol, soit dans les cellules, où l'humidité l'avait retenu; mais à cinq pieds de haut l'aspiration était libre et atmosphérique, en sorte que les officiers debout n'en recevaient aucun effet, tandis qu'il agissait sur le soldat couché.

Ce fait justifie la peur que peut éprouver un camp ennemi surpris lors de l'abondance du fluide électrique, au moment d'un changement de vent passant au midi.

Autre exemple qui corrobore l'explication ci-dessus : il existe du gaz carbonique sortant sur quelque point de la terre. Le chien, portant le nez bas, en est asphixié, et l'homme, plus élevé, n'en reçoit qu'une petite atteinte sans danger.

Ce n'est pas un œil perçant qui fit découvrir les eaux souterraines à Perrurgue, il ne voyait pas à travers l'épaisseur de la terre l'eau qui est dessous et dans les fentes des rochers, c'était en vertu d'une émanation aqueuse que la sensibilité nerveuse lui faisait distinguer, et que tout autre individu moins impressionnable ne pouvait sentir. Sigaud, Fermey, Diederich, dont la baguette divinatoire tournait dans leurs mains, n'avaient pas d'autres agens à leur service que cette émanation humide qui, s'imprimant dans leurs nerfs, donnait le mouvement à la baguette. De ce que dans une réunion d'Anglais lady Newark fut la seule dans les mains de laquelle la baguette tournait sur les sources d'eau, il en résulte que peu de personnes ont les sens disposés à recevoir les émanations aqueuses; mais que toutes, ou presque toutes, reçoivent les émanations des souffrances de l'individu en sommeil, en appuyant l'oreille sur la tête de ceux qui les éprouvent.

Bleton, jeune provençal, l'un de ceux qui éprouvaient sur les sources d'eau des mouvemens nerveux, a laissé une découverte précieuse dans les expériences qu'il a faites des recherches de l'eau souterraine, et qui est d'une application parfaite à la connaissance de la présence du somnambulisme chez les malades. La baguette mise dans ses mains tournait sur une source d'eau, mise dans d'autres mains, elle était immobile ; mais si Bleton touchait l'individu qui tenait cette baguette, il lui transmettait le mouvement, la baguette tournait.

Dans le somnambulisme aigu, celui qui le soigne se met en rapport avec lui par le contact de deux têtes sur le point de la plus grande sensibilité des nerfs de la circulation du sang et de leurs expressions, c'est alors que le garde est impressionné d'un rêve simple ou de visions effrayantes. Dans ce dernier cas, il réveille et remue le malade, en le faisant changer de position ; si le fluide est abondant, il doit tenir le malade élevé sur son séant.

Voilà pour la communication ; voici pour le changement de position ce que rapporte le Dictionnaire des matières médicales : M. Bonet, médecin en réputation, fit remuer le somnambule par son domestique, qu'il fit coucher avec lui ; le domestique exécuta l'ordonnance, et le maître s'en trouva bien.

Ce moyen oublié sera employé avec succès à l'avenir : il est efficacement constaté dans la domaine du passé ; ce qui lui manquait est ajouté ici, et appartient au domaine de l'intelligence, se trouve expérimenté de reconnaître par le contact la présence des visions chez l'individu en sommeil.

La complication du mal par l'immobilité est du même domaine. De même que la cause la plus active des visions causées par la présence du fluide électrique n'est que la conséquence des effets de ce même fluide que Francklin dirige dans la terre au moyen de conducteur du tonnerre formé de ce même fluide, de la machine électrique qui le réunit sur la terre, le conduit et en frappe de mort les êtres de nature animale pour laquelle il a tant d'affinité.

Ces motifs n'ont pas besoin d'être plus amplement développés pour être appréciés. L'expérience répétée des effets qu'il produit (ce fluide) ne peut laisser de doute sur sa cruelle influence durant le sommeil ; que des personnes dont la constitution les met à l'abri des impressions maladives dont il est ici question considèrent comme des rêveries les moyens de les paralyser chez ceux qui y sont sujettes, soit ; mais ceux-ci verront dans ce qui est indiqué une méthode prise dans des observations d'une parfaite exactitude, et les suivant, elles auront l'espoir de voir garantir leur vie et celles de leurs affectionnés parens en les mettant en pratique, en sorte que le jour n'est pas éloigné où cette mort inconnue n'aura lieu que par imprévoyance.